AF500308

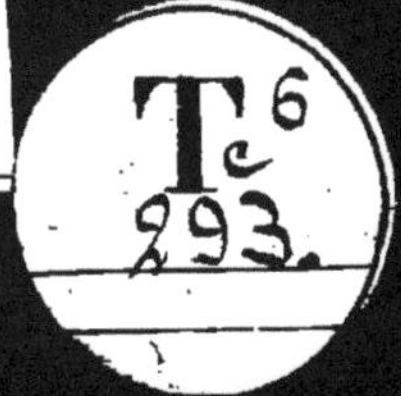
Te6
293.

TOPOGRAPHIE MÉDICALE

DE

CAMBRAI

PAR

LE Dr GOBILLOT, ABEL
Médecin-major,
au 9me régiment de Dragons

PARIS
IMPRIMERIE VICTOR GOUPY ET JOURDAN
71, RUE DE RENNES, 71

1885

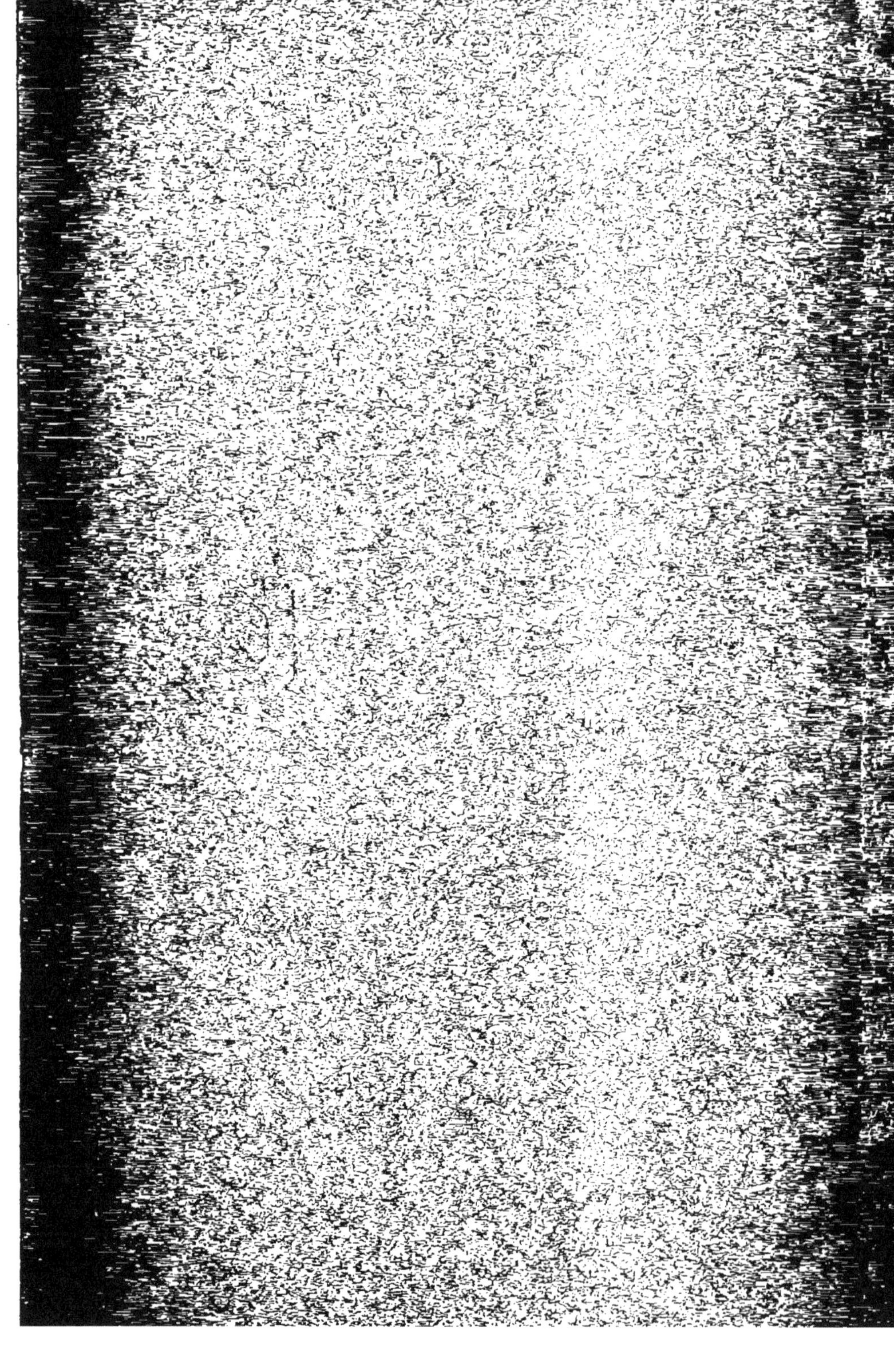

TOPOGRAPHIE MÉDICALE

DE

CAMBRAI

PAR

LE Dr GOBILLOT, ABEL

Médecin-major,

au 9me régiment de Dragons

PARIS

IMPRIMERIE VICTOR GOUPY ET JOURDAN

71, RUE DE RENNES, 71

1885

TOPOGRAPHIE MÉDICALE

DE CAMBRAI

Le Cambrésis, autrefois petite province avec titre de comté, qui faisait partie de la Basse-Lorraine, occupe au S.-O. du département du Nord, cette partie du territoire français limitée au Nord et à l'Est, par le Hainaut, au Sud par le Vermandois et la Thiérache, en Picardie ; à l'Ouest par l'Artois.

L'arrondissement de Cambrai qui a cette ville pour capitale, se trouve compris entre 0°40 et 1°20 de longitude Est de Paris, par 50°15 de latitude Nord. La superficie est de 89,257 hectares, où vivent 194,900 habitants répartis en 7 cantons ou 118 communes qui sont :

1° **Le canton de Cambrai-Est**: 14 communes, 8896 hectares, 22,450 habitants.

2° **Le canton de Cambrai-Ouest**: 18 communes, 7,901 hectares, 26,600 habitants.

3° **Le canton de Carnières** : 16 communes, 10,149 hectares, 29,600 habitants.

4° **Le canton du Cateau** : 17 communes, 15,925 hectares, 30,900 habitants.

5° **Le canton de Clary** : 17 communes, 15,925 hectares, 33,250 habitants.

6° **Le canton de Marcoing** : 20 communes, 19,942 hectares, 25,160 habitants.

7° **Le canton de Solesmes** : 17 communes, 12,772 hectares, 26,960 habitants.

Terres labourables.	78,084	hectares
Prairies et pâturages.	3,576	—
Bois et forêts.	2,870	—
Landes et bruyères.	198	—
Etangs, mares, tourbières . . .	101	—
Superficies bâties, routes, etc.	428	—

Sans entrer dans le détail des couches géologiques qui composent le sol du pays, nous dirons qu'on retrouve parmi les plus superficielles, le terrain diluvien avec ses trois zones, l'inférieure ou diluvium, la moyenne ou limon et la supérieure ou terre végétale. Cette dernière a pour base le terrain crétacé, au-dessus duquel s'étend un banc calcaire sableux, peu cohérent, mélangé de sables quartzeux, de mica et de grès, dont on s'est servi pour paver les routes de la contrée. La terre végétale ou d'alluvion se compose en majeure partie d'une terre argilo-sablonneuse, qu'un travail intelligent a conduite à son plus haut degré de fertilité ; le sol ne renferme ni eaux minérales, ni boues sulfureuses, comme celles de Saint-Amand, à 10 kilomètres de Valenciennes ; mais on y relève certains gisements de tourbe, dont les habitants de l'arrondissement de Cambrai se servent pour se chauffer et des amas de phosphates qui ont acquis une grande importance économique en qualité de substances fertilisantes.

Le Cambrésis est un pays de plaines, dominé çà et là par quelques collines dont la plus élevée a 162 mètres au-dessus du niveau de la mer. Il est arrosé par l'Escaut qui le traverse du sud au nord et par de nombreux cours d'eau moins importants; les principaux sont la Selle, la Sambre, l'Escaillon, la Sensée, etc.

La multiplicité des rivières, la configuration du territoire, généralement plat et sans pentes bien accentuées, rendaient autrefois cette contrée très marécageuse. En 1804, les marais qui la recouvraient atteignaient une étendue de 94 hectares, sans compter les tourbières. Autour de Cambrai seulement se voyaient les marais d'Escaudeuvres, de Selles, de Thun-Saint-Martin, de Cantimpré, de Proville et de Tout-y-Faut.

On a procédé, depuis cette époque, à de grands travaux d'assainissement ; la plupart de ces emplacements ont été desséchés et livrés ensuite à la culture. Cependant, malgré des améliorations très réelles, on rencontre encore quelques parties marécageuses dans les bas-fonds, sur la rive droite de l'Escaut, et un certain nombre d'étangs, dans lesquels les habitants conservent la mauvaise habitude de faire rouir le chanvre et le lin.

Les terres labourables produisent en abondance, les céréales, le lin, le houblon, la betterave, le colza, la chicorée, les graines oléagineuses, le tabac dont la culture est autorisée dans le département, etc. ; les jardins maraîchers donnent de fort beaux légumes, d'excellente qualité, dont quelques-uns ont acquis de la réputation sur les marchés. La pomme de terre s'y est bien acclimatée ; la variété qui pousse le mieux est celle dite : grosse blonde. Les fruits sont beaux également, mais peu sucrés, les plus communs sont les poires, pommes, abricots, cerises, prunes ; les raisins viennent mal, faute de chaleurs suffisantes, aussi le vin est-il peu répandu dans le pays, où prédomine l'usage de la bière. Les bois renferment des chênes, des ormes et des arbres à bois blanc. De grasses prairies, naturelles ou artificielles, servent à l'élevage de nombreux bestiaux dont la belle race, d'espèce flamande, est conservée avec soin ; les brebis flamandes, croisées avec des produits anglais, fournissent une laine très appréciée ; les chevaux du Nord appartiennent à une de nos meilleures espèces ; on y procède en grand à l'élevage du porc. C'est aussi l'un des pays les mieux cultivés et par cela seul des plus fertiles de la France (car la terre, grasse et épaisse, ne s'y montre pas d'une fertilité exceptionnelle) ; c'est celui où l'hectare de blé donne le rendement le plus considérable, celui qui fournit le plus de houblon et de betterave ; un de ceux enfin, qui en France, pourrait suffire, seul, à sa consommation. La population y offre une grande densité : on sait, en effet, que le Nord est le département le plus peuplé après celui de la Seine ; d'après le recensement de 1881 il compte 1,603,200 habitants sur une superficie de 568,087 hectares, soit à peu près 280 habitants par kilomètre carré.

APERÇU HISTORIQUE

L'arrondissement de Cambrai se trouve placé dans la partie sud-ouest du Cambrésis; il a 45 kilomètres de longueur et 29 kilomètres dans sa plus grande largeur. L'ancienne province du Cambrésis, exposée par sa situation géographique aux invasions des barbares, d'abord, puis de nos jours à toutes les entreprises ambitieuses des conquérants, a été longtemps un vaste champ de bataille, où la population devenait fatalement la première victime de ces luttes incessantes. Son histoire est remplie du récit des luttes qu'elle a soutenues; nous ne citerons que les principales parmi celles qui se rattachent au sort de la ville.

En 880, Cambrai, envahie par les Normands, est saccagée et incendiée. — Les Huns l'attaquent en 953, elle soutient contre eux une lutte héroïque de 3 jours et finit par repousser les assaillants qui se retirent en incendiant tout ce dont ils avaient pu s'emparer.

En 1339, Edouard III d'Angleterre vient mettre le siège devant la ville, avec de l'artillerie dont on se sert alors pour la première fois ; il est repoussé.

En 1477, la cité fut livrée aux troupes de Louis XI, qui fit dans la suite deux pèlerinages à Notre-Dame de Cambrai pour lui demander le rétablissement de sa santé.

En 1479, les Bourguignons en chassent les gens du roi de France.

L'année 1508 vit conclure la ligue, dite de Cambrai, dirigée contre les Vénitiens, et signée entre François Ier et Charles-Quint qui s'était emparé de cette ville; — Henri II l'attaque inutilement en 1553 : elle se soumet plus tard à Henri IV.

En 1595, les Espagnols commandés par le comte de Fuentès; en 1643, les Français conduits par le comte d'Harcourt, et Turenne en 1667 viennent successivement échouer devant ses murs; il fallut la présence de Louis XIV à la tête de ses armées pour que celles-ci s'en emparassent enfin pendant le cours de l'année 1677.

En 1815, elle eut l'honneur de soutenir un dernier siège contre les Anglais et les Hanovriens qui la remirent ensuite aux mains de Louis XVIII. Enfin les Prussiens virent leurs attaques repoussées par ce pays en 1870.

Il n'est donc pas surprenant que l'esprit guerrier se soit facilement développé chez des hommes, descendants eux-mêmes de races vaillantes et qui ont eu si souvent à combattre pour défendre leur liberté et leur vie.

Cette valeur s'est perpétuée chez leurs petits-fils qui conservent une réputation méritée de courage, de patriotisme et d'énergie. Ces qualités se traduisent de nos jours par l'entreprise de rudes labeurs, par la résistance aux fatigues et la persistance de l'esprit militaire qu'on retrouve ici avec une satisfaction d'autant plus vive qu'il tend à disparaître peu à peu de la France.

CLIMATOLOGIE

Le Cambrésis appartient au climat séquanien du nord de la France ; son caractère distinctif se signale par l'inconstance des saisons, l'humidité de l'atmosphère et la facilité avec laquelle la température varie plusieurs fois par jour, sous l'influence des brises du nord que nul obstacle n'arrête dans leur course à travers la plaine. Toutefois, cette température si variable est moins froide qu'on ne serait tenté de le supposer, d'après la latitude de la contrée. Cela tient, sans doute, à la très faible altitude du sol au-dessus du niveau de la mer, à l'éloignement de toute chaîne de montagnes, et à la prédominance des vents d'ouest qui passent sur le courant d'eau chaude du Gulf-Stream avant de souffler sur le continent. Ces mêmes causes rendent le climat très humide et cela dans toutes les saisons. En somme, l'hiver est surtout pluvieux et long ; à un printemps tardif et court succède un été variable, chaud, quelquefois brûlant, mais peu durable ; la plus belle saison comme la plus régulière vient avec l'automne.

La température y oscille, d'après les observations recueillies pendant dix années entre + 32° 4 maxima et — 8° 6 minima ; la pression atmosphérique s'élève à $757^{m}21$, année moyenne.

C'est dans la partie sud-ouest du Cambrésis que s'élève Cambrai, sur le versant d'une colline dont le sommet couronné par la citadelle, était occupé autrefois par un bois sombre où les druides célébraient les cérémonies de leur culte ; le bois abattu fut remplacé par un monastère consacré à saint Médard, puis à saint Loup et à saint Géry, de là viennent les différents noms qu'a portés cette colline : Mont des Bœufs ou Bublemont, mont Saint-Médard, mont Saint-Géry.

Le sol sur lequel repose la cité elle-même est composé d'un banc de craie, carbonate de chaux agglutiné, d'une épaisseur considérable, au-dessus duquel se trouvent çà et là d'autres dépôts plus récents d'argile et de sable. Sous ce banc de craie, existent des couches géologiques de formation ancienne, beaucoup plus dures et plus denses (marbres, grès, ardoises) qui sont le prolongement souterrain des montagnes des Ardennes.

DESCRIPTION DE CAMBRAI

Cambrai, ville libre sous Charlemagne, avait jadis ses rois particuliers qui furent renversés par Clovis. Plus tard, obéissant à ses comtes, gouvernée par ses évêques, elle devint la capitale du Cambrésis et elle est maintenant le chef-lieu du 4e arrondissement du département du Nord.

Elle se trouve à 43 lieues N.-N.-E. de Paris, par 50° 10′ 39″ de latitude et 0° 53′ 40″ de longitude E. ou 20° 53′ 39″ longitude de l'île de Fer. On ne connaît exactement ni l'époque de son origine, ni quel fut son fondateur. Son nom Cameracum, paraît pour la première fois dans l'Histoire, après la venue des Romains en Gaule. On est seulement en droit de supposer que ceux-ci furent ses véritables fondateurs, en transformant les quelques cahutes disséminées dont elle se composait peut-être alors en un poste fortifié (oppidum), destiné à leur servir de point d'appui et de ravitaillement, comme ils avaient l'habitude d'en établir dans tous les pays où les portait leur esprit de conquête. Cette opinion s'appuie sur le choix même de la position, qu'explique sa force naturelle, et principalement sur la nature et l'importance des travaux dont on a retrouvé depuis de nombreux vestiges.

Il n'y a, en effet, qu'un peuple puissant et civilisé, comme l'était alors le peuple romain, qui ait pu creuser les immenses souterrains, établir les galeries profondes et étendues qui servent actuellement encore de fondations à la ville. Cette œuvre gigantesque avait pour but évident l'exploitation des riches carrières de pierre qui se trouvaient à cet endroit ; et l'on comprend facilement tout l'avantage qu'il y avait pour les Romains à trouver sur place les matériaux dont ils avaient besoin pour élever les fortifications de leurs places de guerre, construire des aqueducs, empierrer les routes dont ils dotaient la Gaule.

Le nom de la cité lui viendrait de l'existence de ces souterrains, si l'on en croit l'opinion généralement adoptée et basée sur l'étymologie de ce nom (Camera, chambre voûtée), Cameracum, Cambrai.

Les travaux, une fois indiqués et entrepris, ont été continués ensuite au moyen âge, et il n'est pas impossible que, pendant cette période de l'Histoire, remplie par des guerres incessantes, par des périls sans nombre, les souterrains dont nous parlons, aient servi de refuge aux habitants, comme semblent le prouver les traces qu'on a relevées, de certains aménagements intérieurs, et la disposition des escaliers qui y mènent, dont quelques-uns offrent une pente si douce à descendre, qu'elle doit avoir été calculée de façon à pouvoir y faire passer des bestiaux.

On comprend qu'une œuvre semblable, poussée de toutes parts sur une grande étendue, jusqu'à une profondeur qui dépasse quelquefois 20 mètres, ait puissamment contribué à l'assainissement du terrain, destiné à recevoir les fondations de la cité future.

La ville se présente sous un aspect propre et agréable à l'œil ; elle est entièrement moderne, ayant été reconstruite à la fin du siècle dernier après un incendie qui la détruisit de fond en comble. On y remarque de grandes places, un vaste et beau jardin sur l'esplanade, qui est devenu la promenade fréquentée. Deux zones distinctes partagent Cambrai en haute et basse ville, et bien que la différence d'altitude ne soit pas considérable, elle est cependant assez sensible pour que les brouillards, très communs dans la contrée, enveloppent souvent les bas quartiers de la ville à l'exclusion de ceux plus élevés.

Les maisons, construites en pierre, élevées d'un étage, ont un aspect confortable, elles s'alignent sur des rues larges, droites, où pénètrent facilement l'air et le soleil ; un certain nombre d'habitants passent encore leur vie dans les sous-sols des anciennes maisons, où ils sont privés de l'influence vivifiante de la lumière et où ils ne respirent qu'un air humide et difficilement renouvelé.

Ces causes réunies amènent chez ces gens l'étiolement, réuni aux affections du lymphatisme acquis.

Toutes les rues sont pavées et les principales sont bordées de trottoirs en asphalte sous lesquels se trouve un caniveau destiné à l'écoulement des eaux. On étend peu à peu ce système à toutes les artères, de façon à en doter un jour la ville entière. Il y a lieu de signaler la propreté avec laquelle sont entretenues les voies publiques ; chaque matin des escouades de balayeurs ramassent avec soin les immondices qu'enlèvent ensuite les voitures de la voirie, sur le passage desquelles on dépose également les récipients contenant les déchets des cuisines et des ménages.

La plupart des maisons possèdent en outre un déversoir particulier qui reçoit les eaux ménagères et les entraîne jusqu'à l'égout voisin. Huit égouts principaux se partagent le sous-sol de la ville et reçoivent toutes les branches secondaires avant de se jeter dans l'Escaut et dans les fossés des fortifications où coule le fleuve. Ils sont construits en maçonnerie, à forme ovoïde, et enduits d'un vernis à l'intérieur, sauf deux pour lesquels on a employé les poteries vernissées Dulton, de 0m30 centimètres de diamètre.

Les bouches sont pourvues d'appareils Rogier Mothes,

à bascule, ou de cuvettes syphoïdes en fonte; ce dernier système est préférable, car il arrête les émanations méphitiques qui tendent à s'échapper des égouts; aussi, a-t-on l'intention de le substituer partout à l'autre, Ce réseau souterrain fonctionne bien et se trouve établi dans de bonnes conditions de salubrité.

Il en est de même des fosses d'aisances que toutes les maisons possèdent ou à peu près ; la profondeur des carrières a beaucoup facilité leur construction ainsi que leur installation.

Depuis le commencement du siècle, tous les cimetières ont été transportés hors des murs ; on doit regretter que la même mesure n'ait pas été prise à l'égard d'établissements dont le voisinage peut devenir dangereux, tels que les hôpitaux et l'abattoir.

La cité, très manufacturière, ne renferme aucune industrie de nature insalubre pour le voisinage ; elle produit principalement les toiles fines, dites batistes, du nom de leur inventeur, les linons, les gazes, les dentelles de coton ; elle possède des fabriques de chicorée, de sucre, de bière, d'huiles, de savon, de potasse, des distilleries, des teintureries ; il s'y fait un commerce important de céréales, de houblons, de graines oléagineuses, de houilles et de bestiaux.

En résumé, les conditions générales d'hygiène, de salubrité et de bien-être y sont favorables à l'existence.

L'Escaut arrose ou plus exactement traverse Cambrai, car il est enfermé sous des voûtes qui le cachent aux yeux pendant la majeure partie de son parcours à travers la ville. Ce fleuve prend sa source à 5 lieues au delà, au Ban-Saint-Martin, dans le département de l'Aisne, suit une direction générale qui va du sud au nord, entre dans l'arrondissement à Honnecourt, en sort à Estrun présentant entre ces deux points un parcours de 29 kilomètres 1/2, partie non navigable, et de 10 kilomètres 1/2, partie canalisée, sur une largeur de 18 à 22 mètres, là où il n'est pas endigué. Lorsqu'il arrive sous les murs de la place, il se divise en trois bras qui la traversent en l'enveloppant de leurs replis et sortent ensuite des remparts pour confondre à nouveau leurs eaux. On suppose, avec toute apparence de raison, que cette disposition, si favorable à la défense d'une place forte, du moins autrefois, est encore l'œuvre des Romains, qui, dans un but stratégique, avaient détourné les eaux de l'Escaut, afin de s'en faire un rempart contre les attaques des ennemis.

Quand on étudie, en effet, la structure des terrains au moulin du Plat, endroit de la bifurcation, on s'aperçoit aisément qu'aucun accident naturel du sol n'explique la séparation des eaux, car le fleuve suit son cours d'une manière très directe et c'est peu à peu, par une dérivation insensible, que le lit accessoire se détache du lit principal, puis se subdivise lui-même un peu plus loin ; de telle sorte que ces deux bras secondaires qu'on appelle les Escautins, seraient de simples canaux artificiels ; c'est là l'hypothèse généralement admise. En 1750, le lit de l'Escaut fut considérablement élargi et deux aqueducs souterrains qui existent toujours, furent creusés à travers les carrières, afin de mettre un terme à des inondations fréquentes qui désolaient la campagne du Cambrésis et la rendaient fort insalubre. Cette mesure, disent les annales, eut un excellent effet sur la santé publique, et les fièvres paludéennes, très fréquentes jusqu'alors, diminuèrent dans de notables proportions.

L'Escaut, aussi près de sa source, possède un faible courant que ralentit encore son passage à travers le chenal voûté de la ville, sous lequel il coule jusqu'à ce qu'il se déverse en aval dans les fossés des remparts ; à cet endroit, et pour lui rendre un courant suffisant, on a disposé une cunette par laquelle se déverse une partie des eaux de la fontaine de Saint-Benoît, source vive et abondante, prise dans un village voisin nommé Proville. Le fond de l'Escaut est formé de gravier et de vase alumineuse, calcaire et siliceuse, mêlée de détritus végétaux ; au-dessous, le sol véritable se compose d'une argile bleue, ferme, de consistance plastique une fois mouillée. Son eau est limpide, sans odeur, d'une saveur quelque peu marécageuse quand elle est basse ; le savon s'y dissout bien ; elle ne produit pas d'effet sur le papier bleu de tournesol, mais elle ramène au bleu le papier rougi, et elle verdit le sirop de violettes. Sa pesanteur spécifique est de 10003,5. Son analyse a donné pour un litre :

Chlorure de sodium	0.047
Sulfates de chaux et de magnésie. . . .	0.008
Carbonate de chaux	0.233
Silice.	0.006

Matières organiques, traces variables plus ou moins sensibles.

On a vu plusieurs fois l'Escaut empoisonné par les détritus organiques et autres des fabriques riveraines (distilleries, raffineries, teintureries, etc.), faire périr en grand nombre les poissons et déterminer des épidémies parmi la population qui buvait alors les eaux de ce fleuve, concurremment avec celles fournies par les puits nombreux qui existaient et existent toujours, mais bouchés, en divers points de la ville où ils restent comme preuve de l'étendue de la nappe souterraine qui se trouve partout à des profondeurs inégales variant entre 3 et 30 mètres, suivant qu'on va la chercher dans la haute ou dans la basse ville. Or, ces puits se trouvaient en communication, par les infiltrations du sol, avec les liquides provenant soit des égouts, soit des fosses d'aisances, ouvertes la plupart dans les carrières, avons-nous dit.

PROVENANCE DE L'EAU	Degrés hydromètres	Matières organiques	Sulfate de chaux	Carbonate de chaux	Sel de soude et de magnésie	Fer
Puits de la rue des Ratelots	34°	0g. 065	0g. 105	0g. 225	0g. 350	Traces
Puits de la rue Porte-Notre-Dame	33°	0g. 030	0g. 080	0g. 160	0g. 240	Traces
Puits de la rue des Anglaises	31°	0g. 020	0g. 090	0g. 190	0g. 140	Traces
Puits de la rue Fénelon	32°	0g. 025	0g. 080	0g. 200	0g. 120	Traces
Puits de la rue de l'Arbre-à-Poires	30°	0g. 045	0g. 110	0g. 180	0g. 240	Traces

Nous donnons à titre de renseignements l'analyse qu'a faite Boileux de l'eau recueillie dans quelques-uns de ces puits, en faisant remarquer, comme comparaison, que l'eau de la Seine, prise à Passy après avoir traversé Paris, contient à peu près 0 gr. 055 millig. de matières organiques par litre.

C'est certainement à l'usage de toutes ces eaux corrompues qu'on doit attribuer la fréquence des fièvres typhoïdes qui régnaient autrefois à l'état endémique et qui ont disparu d'une manière à peu près complète depuis que l'eau de source de Saint-Benoit est la seule consommée en ville.

Voici le résultat de l'analyse de cette source, d'après M. le pharmacien-major Balland.

Elle a donné pour un litre :

Acide carbonique.	5 cent. cubes.
Carbonate de chaux.	0 gr. 22
Chlorure de magnesium. . .	0 gr. 01
Sulfates	traces.
Matières organiques.	néant.

Le climat de Cambrai est pluvieux, la hauteur qu'y atteint annuellement la couche d'eau s'élève à 610^{mm}, et le nombre des journées de pluie dépasse en moyenne le chiffre de 170. Les pluies sont fines; elles se transforment rarement en averses, bien que les orages violents soient assez communs dans la contrée. Le nord occupe en effet le 20e rang sur la liste des départements dressée d'après la fréquence des orages ; en 28 ans, 36 personnes y ont été tuées par la foudre, abstraction faite de toutes celles qui ont été blessées. C'est presque toujours en été que ces phénomènes électriques se produisent, la plupart pendant le mois d'août, bien que les chaleurs du pays dépassent rarement, avons-nous dit, 30 à 32° centigrades. Ce ne serait donc pas à l'excès de la température qu'il faudrait attribuer leur formation, mais plutôt à la présence des vents d'ouest qui ont passé sur l'Océan et s'y sont saturés de vapeurs surchauffées, dont les molécules dégagent ensuite en abondance le fluide électrique qu'elles développent par leur frottement entre elles.

On garde encore le souvenir des orages de 1808, 1809, 1838 entre autres, qui laissèrent en ville et dans la campagne les traces les plus tristes de leur passage.

Ce pays a été habité primitivement et pendant la période dite du moyen âge, par une population pauvre, misérable, végétant au jour le jour, souvent obligée d'aller dans des retraites souterraines chercher son salut contre des ennemis implacables. Aux époques de calme et de tranquillité, on la voyait reparaître à la surface du sol, occupant alors des cabanes en terre, recouvertes de chaume, et dans des temps plus rapprochés, des maisons en bois ou en maçonnerie, il est vrai, mais construites de telle façon que le faîte des habitations allait en se rapprochant au-dessus de ruelles tortueuses et infectes, formant ainsi des arceaux sous lesquels ne pénétraient jamais l'air ni la lumière. C'est dans de pareils bouges que végétaient hommes et animaux domestiques dans une promiscuité malsaine.

On se figure facilement quels devaient être les ravages des maladies qui se développaient dans de semblables milieux, chez une population forte et condensée, ignorante de toute science médicale, ne possédant même pas les connaissances curatives les plus simples, et ne pouvant avoir recours aux moments de sa détresse, qu'à des processions, des prières publiques, qui, sans doute, à ces époques de foi, relevaient un peu le courage et l'espoir des masses, mais les laissaient sans défense vis-à-vis du mal.

Aussi les annales de son histoire sont-elles remplies, aussi haut qu'elles remontent, du récit des terribles épidémies qui l'ont trop souvent décimée ; nous ne citerons, en passant, que les principales et les plus meurtrières, à partir du moyen âge.

L'année 1008, entre autres, se fait principalement remarquer par une peste affreuse à laquelle se joint la famine : plus de 10,000 personnes, disent les chroniques, succombent sous les coups de ce double fléau. En 1047, nouvelle invasion de la peste. C'est à cette époque, et pour répondre aux nécessités du moment, que fut créé le premier cimetière extra-muros. Cette maladie revient encore en 1094 et 1129. 1315 et 1316 voient se développer une autre maladie épidémique dont on ne nous a pas conservé la nature. En 1349, apparition de la peste noire. Pendant les années 1402, 1437, 1519, la peste exerce de nouveaux ravages et en 1522 elle emporte, dans la ville seulement, plus de 3,000 personnes. En 1528 et 1533, des étés torrides suivis d'hivers sans froids deviennent le point de départ de cruelles maladies. Il nous a été conservé le nom caractéristique donné à l'une d'elles, le trousse-galant, qui emportait le malade en quelques heures. On a cru reconnaître de nos jours une certaine analogie entre les symptômes de cette affection et ceux du choléra. Dans le courant de l'année 1663, des cavaliers espagnols venus de Saint-Omer, où régnait la peste, apportent avec eux cette maladie qui enlève à Cambrai seulement et dans quelques villages voisins plus de 10,000 personnes. En 1815, avec les désastres de nos guerres, le typhus accompagne l'invasion. Enfin, en 1832, le choléra sévit assez cruellement sur les habitants de Cambrai, du mois d'avril au mois de juillet. Ajoutons à cet ensemble, déjà si chargé pourtant, les fièvres paludéennes qui existaient à l'état endémique dans ce pays jusqu'au commencement de ce siècle où de grands travaux d'assainissement et de desséchement furent entrepris et continués jusqu'à nos jours. Il reste encore certains endroits à assainir.

De cet exposé rapide, il ressort clairement que les maladies épidémiques, dont a eu à souffrir la ville de Cambrai, ont été amenées par des causes générales, universelles, à l'exception toutefois des fièvres de marais issues de l'infection même du sol. Mais quant aux affections de nature infectieuse et contagieuse qui se développent sous l'influence de causes spéciales au pays, aux milieux et aux mœurs, elles tendent à disparaître de plus en plus, devant les travaux d'assainissement qui sont exécutés de toutes parts, et grâce aux progrès de la civilisation, du bien-être, grâce aussi à la connaissance répandue et à l'observation des règles de l'hygiène préventive.

L'époque est loin de ces temps malheureux où toutes les conditions de l'existence semblaient se liguer entre elles pour donner naissance aux maladies meurtrières et les aider à accomplir leur œuvre de destruction. Ce pays jouit maintenant d'une réputation de salubrité méritée ; depuis 1832, nulle épidémie ne s'y est développée, car nous ne saurions donner ce nom à l'ensemble des maladies qui ont suivi la triste guerre de 1870 ; ce n'était là que la conséquence des fatigues, des privations, de l'accumulation forcée des blessés dans les hôpitaux, et une fois ces causes écartées, l'état sanitaire est redevenu ce qu'il était auparavant. Nous donnons ci-dessous le tableau des maladies principales qui ont été traitées le plus fréquemment à Cambrai, dans un des hôpitaux pendant 15 années, de 1865 à 1880. On verra là, mieux que par toute description, les progrès très réels de la santé publique.

Ce n'est pas à dire que toutes les améliorations désirables sous ce rapport aient été accomplies ; il y aura toujours quelque chose de mieux à obtenir dans cette voie, soit des milieux à modifier, des préjugés malsains à déraciner, des mœurs, ou des conditions de vie à changer. Cependant l'humanité comme la science peuvent se montrer déjà fières de l'œuvre accomplie par elles ; aussi, est-ce dans la satisfaction et l'orgueil légitime du bien réalisé jusqu'ici, qu'elles doivent puiser une nouvelle ardeur pour continuer la tâche immense à laquelle elles se sont attachées.

Tableau des maladies de 1865 à 1880

ANNÉES	1865	1866	1867	1868	1869	1870	1871	1872	1873	1874	1875	1876	1877	1878	1879	Total de chaque maladie
Maladies de l'appareil respiratoire	30	49	55	57	46	40	88	19	51	42	48	36	38	52	41	642
Maladies de l'appareil circulatoire	4	18	19	14	11	21	6	9	10	6	5	8	12	13	9	165
Maladies de l'appareil digestif.	24	34	31	27	28	22	25	29	15	19	24	21	18	15	20	352
Fièvres éruptives . . .	2	4	2	2	3	4	5	2	1	3	7	6	2	2	3	48
Maladies des femmes.	13	15	9	8	13	7	10	12	8	10	11	13	12	11	9	161
Maladies de la peau. .	76	58	74	65	63	51	56	64	73	68	47	59	46	35	47	882
Maladies du système osseux	3	7	3	5	4	1	2	1	6	2	3	5	8	6	2	58
Fièvres intermittentes.	4	5	2	3	5	3	3	3	4	5	7	4	1	1	»	50
Fièvres typhoïdes. . .	4	5	3	20	15	7	7	6	7	8	4	3	6	9	1	103
Varioles.	10	»	1	1	7	4	3	1	»	»	»	»	1	»	»	28
Tuberculose	19	31	33	33	23	32	40	26	20	21	32	42	28	42	36	458
Maladies rhumatismales.	19	18	26	33	37	27	24	18	20	26	34	28	22	24	29	385
Maladies du système nerveux.	20	13	24	8	17	6	7	9	6	16	14	9	10	13	15	187
Fièvres continues. . .	11	15	18	20	28	15	23	14	15	14	15	16	22	17	12	255
Maladies syphilitiques.	24	29	21	30	25	24	19	21	22	20	17	18	23	38	25	356
Scrofules et anémie. .	2	12	10	13	15	14	18	12	19	16	14	15	13	18	19	208
Maladies cancéreuses. .	4	4	5	8	9	6	6	8	7	8	9	5	6	7	16	108
Nombre des maladies soignées par année à l'hôpital.	670	741	595	524	546	560	948	475	587	453	468	482	371	479	444	4426
	Total de toutes les maladies soignées **8,253.** — Total des morts **821**															

Tel est l'ensemble des principales maladies qui ont sévi à Cambrai pendant la période que nous embrassons. Nous avons pris à dessein les malades d'un hôpital, parce que nous nous adressions là à la partie de la population la plus exposée aux influences nosocomiales, par sa position sociale, comme par son existence privée. Nous avons laissé de côté, bien entendu, les affections de nature chirurgicale, accidentelles, dont il ne faut pas tenir compte dans le cadre que nous nous sommes tracé. Il est aisé de voir, en consultant le tableau, combien est supérieur à tous les autres, le nombre des maladies de l'appareil respiratoire issues de causes atmosphériques ; et encore avons-nous cru devoir classer à part les affections de nature tuberculeuse, autant pour en souligner le chiffre élevé, que parce qu'un certain nombre d'entre elles se rattachent à des conditions d'hérédité et d'existence. Les maladies de la peau, la gale en particulier, sont également fréquentes. Peu de ces affections dépendent du métier de ceux qui les contractent ; elles ont pour cause principale le manque fréquent des soins corporels dans ce pays où pourtant la propreté des maisons est à l'ordre du jour, et où l'on ne manque pas non plus d'une certaine coquetterie, au moins en ce qui concerne la toilette extérieure, celle qui se remarque.

Viennent ensuite, en grand nombre, des affections rhumatismales et névralgiques, déterminées elles aussi par les causes climatériques qui, comme on le voit, ont une influence tout à fait prépondérante sur la nature des maladies.

Nous ne soulignerons pas le chiffre des maladies syphilitiques, car si une certaine part d'entre elles peut être revendiquée par la prostitution clandestine, leur principale pourvoyeuse ici, il faut aussi tenir compte du contingent apporté par les passagers assez nombreux qui viennent chercher à l'hôpital la guérison d'un mal qu'ils ont souvent contracté dans d'autres contrées.

Comme affections propres au pays, nous signalerons plutôt les affections scrofuleuses qui dépendent sans doute de la prédominance du tempérament lymphatique chez les indigènes, mais qu'on rencontre principalement parmi la classe ouvrière des mines et des manufactures ; influence incontestable de la vie étroite et renfermée, dans un air appauvri par l'agglomération des individus.

Par contre, les fièvres intermitentes, autrefois endémiques, ainsi que les fièvres éruptives, surtout la variole, sont devenues fort rares dans la contrée et la ville d'où les ont bannies l'assainissement du sol et la propagation universelle de la vaccine.

Nous passons sous silence les autres maladies peu nombreuses, en somme, et qui, se rattachant à des causes toutes particulières, locales ou individuelles, ne sauraient être prises en considération sérieuse.

POPULATION — MŒURS

Les premiers habitants du Cambrésis ont appartenu à deux races distinctes ; la plus ancienne dans l'ordre chronologique était la race celtique, à laquelle vint s'adjoindre plus tard, deux siècles avant l'ère chrétienne, la race Kymris ou belge, dont faisait partie la tribu des Nerviens. Ces derniers, belliqueux et indomptables, comptèrent parmi les plus redoutables adversaires de César ; ce sont les ancêtres directs des Cambrésiens, auxquels ils communiquèrent cette bravoure qui fut depuis si souvent mise à l'épreuve. Par suite de croisements nombreux, effectués pendant la période romaine d'abord, puis sous la domination espagnole, on ne retrouve plus guère les caractères physiques distinctifs des premiers occupants, à la stature immense, aux muscles énormes, à la longue chevelure blonde, à l'air terrible et sauvage. Les Cambrésiens sont aujourd'hui d'une taille moyenne et bien prise, d'un tempérament mixte dans lequel prédomine l'élément lymphatique. Le teint mat, sans couleurs, les cheveux blonds ou châtain clair, les muscles développés, les articulations et les extrémités volumineuses, tels sont les caractères qui se trouvent le plus chez les indigènes des campagnes ; on constate également les mêmes caractères, mais moins accusés parmi la population des villes ; il y a là une dégénérescence physique de la classe ouvrière qui prouve, une fois de plus, combien est fatal le fait de l'existence des individus dans les centres industriels ; les jeunes gens des deux sexes, enfouis, la plupart dès leur enfance, au fond des mines et au milieu des manufactures s'étiolent, s'épuisent dans une atmosphère insuffisante, n'atteignent pas leur développement normal et n'engendrent, par la suite, que des enfants faibles, malingres, par lesquels se perpétue une race affaiblie.

Nous ne faisons que répéter des choses déjà signalées par bien d'autres, mais nous insistons spécialement sur ces faits, parce qu'ils touchent à une question vitale qui prime toutes les autres et de laquelle paraît dépendre aujourd'hui l'avenir des peuples, celle du recrutement militaire. Or, s'il est prouvé que l'aptitude militaire a partout augmenté en France, depuis le commencement du siècle, il demeure non moins certain que la taille des hommes y diminue dans une proportion croissante ; cette décadence physique se traduit chaque année devant les conseils de révision par l'élévation progressive du chiffre des jeunes gens exemptés du service militaire pour défaut de taille. On pensera peut-être à objecter que, par contre, sous l'influence du bien-être matériel, comme par le fait des perfectionnements apportés aux procédés de main-d'œuvre, et du concours de la vapeur dans les travaux difficiles et dangereux, le chiffre des exemptions pour infirmités acquises tend à diminuer. C'est vrai, hâtons-nous de le reconnaître, malheureusement la proportion établie entre l'augmentation de l'aptitude militaire et la diminution constante de la taille reste inégale, et ce qu'on a gagné d'une part est insuffisant pour compenser le déficit de l'autre.

Boudin avait constaté cet abaissement progressif de la taille dans les tables qu'il a dressées, et dont nous donnons ici un extrait :

EXEMPTS.

Sur 1,000 examinés pour défaut de taille :

De 1837 à 1849	De 1850 à 1859
33	51

Différence en plus : 18.

Jeunes gens ayant juste la taille légale, sur 1,000 examinés :

De 1837 à 1849	De 1850 à 1859
931	949

Différence en plus : 18.

Un tel état de choses prouve qu'il n'existe aucun rapport entre la taille et l'aptitude militaire, et aussi que la taille est entièrement indépendante du bien-être comme de la misère.

Mais à quelles causes faut-il rattacher cette décadence si funeste pour notre race? décadence qui n'existe pas seulement dans certains centres urbains et industriels, mais qu'on remarque de toutes parts en France, où il a déjà fallu, il y a quelques années, abaisser le niveau de la taille, et où on serait tenté de l'abaisser encore, si cette mesure ne devait entraîner avec elle de graves inconvénients au point de vue de l'aptitude militaire.

Au milieu de causes diverses que nous passerons sous silence, comme ne rentrant aucunement dans notre cadre, nous croyons qu'il y a lieu d'attacher une importance capitale, d'abord à notre ancien système d'éducation où la culture des qualités physiques de l'enfant était complètement négligée, ensuite, au relâchement profond de nos mœurs qui s'étend jusqu'à l'adolescence dont il vient entraver le développement ; enfin, aux tendances positives de l'époque qui nous poussent à ne plus voir dans le mariage l'union assortie de deux individus, mais avant tout l'union exclusive de deux positions ou de deux intérêts.

Les Cambrésiens d'aujourd'hui, n'ont plus les mœurs turbulentes de leurs pères, leurs habitudes guerrières se sont transformées au contact de la civilisation et des labeurs qu'elle a enfantés. Tout au contraire, ils aiment la vie tranquille, régulière, sans secousses, dans laquelle les travaux quotidiens se représentent réglés à l'avance d'après des conditions uniformes. Ils sont naturellement laborieux, mais manquent d'activité dans leurs agissements et conservent dans toutes les occasions un certain degré d'apathie et de nonchalance dont il est difficile de les tirer. A les voir, on serait tenté de supposer qu'ils basent leur manière de faire sur la règle prescrite par le vers connu du poète : « Hâtez-vous lentement, quelque ordre qui vous presse. » Et en réalité, ils ne savent pas se presser dans leur besogne ou dans leurs affaires, ni sortir de leur placidité habituelle. C'est là un des côtés curieux de leur caractère. Ce manque de vivacité tient sans doute à leur tempérament où le lymphatisme prédomine. De même, nous sommes disposés à l'attribuer également à l'influence débilitante du climat, humide et tempéré, ainsi qu'à leurs mœurs où la nourriture et la bière tiennent la plus large place. Déjà autrefois, toutes leurs fêtes, même les fêtes religieuses étaient le prétexte de joyeux festins pour lesquels on faisait des distributions gratuites de vivres aux pauvres ; nulle part le réveillon de Noël n'a été observé avec plus d'apprêts gastronomiques, et aujourd'hui encore, leurs repas ordinaires sont remarquables par leur longueur comme par la quantité des mets destinés à satisfaire de vastes appétits. En un mot, ce sont de grands mangeurs et de forts buveurs de bière comme leurs voisins les Belges. D'ailleurs, ils possèdent d'autres qualités assez solides, pour qu'on leur passe cette légère faiblesse. Ils sont sociables, ils savent mettre de la prévenance et de la politesse dans leurs relations, ils ont le caractère calme et égal, ils ne manquent ni de bon sens ni de raison ; enfin, ils ont conservé avec les traditions, l'esprit de vaillance que leur ont légué leurs ancêtres.

C'est à l'agriculture, au commerce et à l'industrie qu'ils se sont adonnés exclusivement ; les lettres ont aussi quelques représentants parmi eux, mais les beaux-arts ne comptent que trois noms connus, ceux des sculpteurs : Pierre de Franqueville, Gaspard et Balthasar de Marsy.

Le pays produit énormément, grâce au travail assidu des cultivateurs.

Les industriels s'appliquent spécialement à produire le sucre, la chicorée, les huiles, la bière, le savon, il existe des fabriques d'eaux-de-vie, de noir animal, de dentelles, de toiles batistes dites de Cambrai, des usines à gaz d'éclairage et pour l'épuration du sel ; enfin, les autres branches d'industrie les plus représentées sont les quincailleries, les blanchisseries, les teintureries, les tanneries, etc., dont quelques-unes occupent un nombre considérable d'hommes, de femmes et même d'enfants.

La population de Cambrai s'est beaucoup augmentée depuis dix ans ; très condensée dans ses murs, elle compte plus de 22,000 âmes sur une superficie de 1651 hectares ; c'est peu d'espace pour le chiffre des habitants, aussi, voit-on ceux-ci émigrer en foule et fonder aux portes de la ville des faubourgs qui acquièrent de jour en jour plus d'importance. D'après les registres de l'état civil, voici le mouvement de la population cambrésienne dans ces dernières années.

Population d'après le dernier recensement 22,448 habitants.

Chiffre annuel des naissances

ANNÉES	1880	1881	1882	1883	TOTAL
Garçons	254	266	259	224	1003
Filles.	250	263	257	253	1023
TOTAL PAR ANNÉE	504	529	516	477	2026

La vie moyenne atteint 30 ans, et ce chiffre s'élève à 43 ans pour les enfants de 4 à 5 ans qui ont échappé aux causes multiples de mortalité du premier âge. La vie hu-

Chiffre annuel de la mortalité

ANNÉES	1880	1881	1882	1883	TOTAL
Hommes.	176	164	147	167	654
Femmes	139	135	136	161	571
Enfants.	142	120	144	126	253
TOTAL PAR ANNÉE	457	419	427	454	1757

maine, à Cambrai, se trouve donc dans les conditions particulièrement favorables dont les principales se rattachent évidemment à la salubrité du climat qu'entretient la culture parfaite de la terre ; au confortable, à la propreté des habitations, ainsi qu'au bien-être et à l'aisance que l'on trouve partout chez les habitants de cette riche contrée.

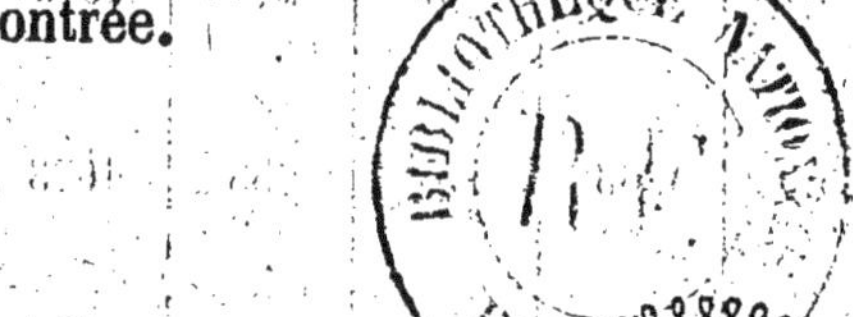

PARIS. — IMP. V. GOUPY ET JOURDAN, RUE DE RENNES, 71.

BIBLIOTHEQUE NATIONALE DE FRANCE
3 7531 03987255 2

www.ingramcontent.com/pod-product-compliance
Ingram Content Group UK Ltd.
Pitfield, Milton Keynes, MK11 3LW, UK
UKHW012303240726
13966UKWH00004B/1600

9 782011 748904